Margarita Cruz Tellez
Saúl Agustín Sosa Castelán
Olivia Téllez Butrón

Uma intervenção para reduzir a gordura corporal em crianças em idade escolar

Margarita Cruz Tellez
Saúl Agustín Sosa Castelán
Olivia Téllez Butrón

Uma intervenção para reduzir a gordura corporal em crianças em idade escolar

Sindicato do Pessoal Académico da UAEH

ScienciaScripts

Imprint

Cover image: www.ingimage.com

This book is a translation from the original published under ISBN 978-613-9-40647-0.

Publisher:
Sciencia Scripts
is a trademark of
Dodo Books Indian Ocean Ltd. and OmniScriptum S.R.L publishing group

120 High Road, East Finchley, London, N2 9ED, United Kingdom
Str. Armeneasca 28/1, office 1, Chisinau MD-2012, Republic of Moldova, Europe
Printed at: see last page
ISBN: 978-620-7-75661-2

APRESENTAÇÃO

Este livro apresenta uma abordagem ao trabalho de investigação realizado com crianças em idade escolar que realizam uma intervenção com treino de força muscular para reduzir a gordura corporal numa população escolar, especificamente numa escola primária do Estado de Hidalgo, México.) define obesidade como um acúmulo anormal qualquer excessivo de gordo que Constitui a risco para o saúde. O aumento do sobrepeso e da obesidade na infância é um problema de saúde pública nos países industrializados e em desenvolvimento.

A Pesquisa Nacional de Saúde e Nutrição (ENSANUT) 2018-2019 constatou que o sobrepeso e a obesidade continuam a ser um problema de alta prevalência na população mexicana em todas as regiões do país e nas áreas urbanas e rurais. Para medir as mudanças nas práticas alimentares, são necessários instrumentos que medir conhecimento, consumo, habilidades culinárias, hábitos e gastos com alimentação em escolas do setor privado ou público.

Como se pode perceber, o sobrepeso e a obesidade são doenças crônicas de comportamento epidemiológico, em que a população infantil é afetada principalmente, em diferentes fases de crescimento.

Por outro lado, a obesidade torna-se uma doença crônica, com risco de apresentar comorbidades na idade adulta, acompanhada de graves distúrbios metabólicos como resistência à insulina, dislipidemia, hipertensão arterial e diabetes mellitus tipo 2. Os fatores que contribuem para o seu desenvolvimento são o sedentarismo, fatores sociais, nutricionais e culturais. Embora existam estudos sobre sobrepeso e obesidade em crianças em idade escolar, o Ministério da Educação Pública não encontrou um plano de prevenção. eficaz para detecção oportuna que fornece acompanhamento em caso de presença de fatores de risco. Por isso nasceu a ideia de realizar uma intervenção que nos permitisse descobrir se o exercício físico gera alterações no peso e na altura das crianças.

ÍNDICE

CAPÍTULO 1

INTRODUÇÃO

A Organização Mundial da Saúde (OMS) define obesidade como um acúmulo anormal ou excessivo de gordura que constitui um risco à saúde. (1)(2) O aumento do sobrepeso e da obesidade na infância é um problema de saúde pública nos países industrializados e em desenvolvimento. (2)

De acordo com as tabelas de crescimento da OMS, considera-se excesso de peso quando o índice de massa corporal (IMC) está entre os percentis 85 e 95, e a obesidade é considerada a partir do percentil 95, determinado pelas tabelas de crescimento correspondentes. (3)(4) Esta doença, que era considerada um problema específico dos países de rendimento elevado, está atualmente a aumentar nos países de rendimento baixo e médio, especialmente em ambientes urbanos. (5)

O Inquérito Nacional de Saúde e Nutrição (ENSANUT) 2018-2019 verificou que o excesso de peso e a obesidade continuam a ser um problema de elevada prevalência na população mexicano em todos o regiões do país e em áreas urbano e rural.

(6) Para medir as mudanças nas práticas alimentares, são necessários instrumentos que meçam o conhecimento, o consumo, as competências culinárias, os hábitos e as despesas com alimentação nas escolas do setor privado ou público.

A obesidade é uma doença crônica, complexa e multifatorial que geralmente iniciar em o infância e/ou adolescência. (7) O Organização mundo de o A saúde chamou este problema de “a epidemia do século

21”. É a doença crónica não transmissível mais comum atualmente e constitui um importante e crescente problema de saúde pública, com alcance global. A sua prevalência tem aumentado a um ritmo preocupante (7)(8).

Por esta razão, a OMS fez um apelo global para modificar as tendências actualmente observadas, porque se assim não for, o número de crianças com sobrepeso ou obesidade vai aumentar para 70 milhões em todos ele mundo para ele 2022.

O excesso de peso e a obesidade são considerados uma das principais doenças crónicas não transmissíveis, pois por sua vez constituem a base para o desenvolvimento de outras patologias que provocam uma deterioração na qualidade de vida. (8)(9)(10)

Excesso de peso e obesidade Estão associados a problemas de saúde na infância e representam um importante factor de risco precoce para morbilidade e mortalidade na idade adulta .

A causa fundamental do excesso de peso e da obesidade corresponde a um desequilíbrio energético entre as calorias consumidas e gastas, o que está relacionado com um maior risco de sofrer de doenças metabólicas e cardiovasculares. (onze)

O aumento do consumo de alimentos (com elevados teores de gorduras e açúcares adicionados com baixo teor nutricional), a realização de atividades sedentárias ou a presença de pais com excesso de peso e obesidade em casa, e os maus hábitos alimentares são fatores que se perpetuam. nos costumes familiares, por isso os programas de prevenção e promoção da saúde devem integrar todos os membros da família para que adotem bons hábitos familiares.

O atual padrão alimentar nos países desenvolvidos é caracterizado por uma diminuição progressiva do consumo de frutas vegetais e vegetais, ao lado de um baixo consumo geral de alimentos frescos, locais e sazonais. (10)

Segundo a OMS, a ingestão de açúcares livres, especialmente na forma de bebidas açucaradas, pode aumentar o ingestão calórico em geral e reduzir o ingestão de alimentos que contêm mais calorias adequadas do ponto de vista nutricional, e que pode ser utilizado para crescimento ou reparação nutricional.

O aumento da obesidade infantil e da prevalência de sobrepeso e obesidade é observado durante o ensino fundamental. Via de regra, a composição corporal da população pediátrica varia de acordo com fatores como idade, sexo, estágios puberais e etnia, entre outros. Por exemplo, os meninos têm menos gordura corporal do que as meninas para o mesmo IMC e as crianças na puberdade tendem a ter mais gordura corporal dependendo do seu estágio de maturação. (12)

O treinamento de força favorece alterações musculares que aumentam o gasto calórico, contribuindo para a redução do peso corporal. Como método de condicionamento físico, promove a adesão de meninos e meninas com sobrepeso e obesidade, pois oferece oportunidade para todas as crianças, independente do tamanho corporal, desenvolvê-lo com sucesso. (onze)

Estratégias e dinâmicas para melhorar a saúde exigem mudanças ativas no estilo de vida, investimentos governamentais, participação comunitária e propostas educativas para promoção da saúde na população em geral e, especialmente, em crianças e adolescentes. Estudos científicos têm demonstrado que os programas de tratamento da obesidade trazem respostas benéficas para a redução da massa corporal e do risco cardiometabólico. (13)

As diretrizes atuais sobre recomendações de atividade física concentram-se principalmente naquelas relacionadas à saúde cardiovascular. A condição física engloba as chamadas qualidades físicas, que são: resistência em suas diferentes manifestações, força muscular, velocidade, mobilidade articular, qualidades coordenativas e equilíbrio. (14) É por esta razão que os profissionais de saúde preocupados com o crescimento da doença ELE dá para o tarefa de procurar alternativas onde ele primeiro O nível de atendimento é o primeiro contato entre a criança e o médico, não menosprezando a importância da avaliação do peso e da altura para detectar o sobrepeso e a obesidade infantil, caso contrário, as crianças estarão condenadas a sofrer desta doença pelo resto da vida. vida. O tratamento da obesidade está chegando tarde, pois o percentual de falhas e recaídas é muito alto, mesmo quando ele problema começa em idades cedo. (quinze)

1.1 Abordagem do problema

Atualmente, devido à inflação, ocorrem certas alterações variáveis na economia, que se refletem nas casas, o que leva ambos os pais a contribuírem para as despesas familiares, razão pela qual dedicam muitas horas ao trabalho e pouco ou nenhum trabalho. hora de ficar atento aos filhos, o que gera maus hábitos alimentares, sem o controle de uma alimentação adequada para o idade do escola e pequeno atividade físico ou um vida sedentário. Isto que causa sobrepeso e obesidade em idades muito precoces.

A obesidade torna-se uma doença crônica que pode evoluir desde o nascimento até a adolescência, com risco de apresentar comorbidades na idade adulta, acompanhada de graves distúrbios metabólicos como resistência à insulina, dislipidemia, hipertensão arterial, diabetes. melito tipo 2. (3)

Os fatores que contribuem para o seu desenvolvimento são o sedentarismo, fatores sociais, nutricionais e culturais. (9)

Embora existam estudos sobre sobrepeso e obesidade, o governo ainda não encontra um plano de prevenção eficaz que garanta que as crianças desde cedo possam ter acesso a avaliações de médicos especializados em pediatria, que carregar para capa a detecção oportuno e seguir em caso de apresentam fatores de risco para sobrepeso e obesidade. (13)

O sobrepeso e a obesidade são doenças que só podem ser combatidas se toda a família contribuir sistematicamente para um plano alimentar de acordo com a ingestão calórica necessária por dia, baseado no prato de bem comer e no jarro de boa bebida. Então É necessário um compromisso com ações imediatas de ativação física.

Os especialistas da OMS relatam que, se seguirmos as tendências registadas até Hoje, em 2022, haverá mais crianças com obesidade do que com desnutrição ou baixa estatura. Este problema será mais evidente no grupo de crianças dos 5 aos 19 anos. já que os números dobraram desde o início do estudo da obesidade em idade pediátrica. (2)

Nesta situação, os serviços de saúde vêem a necessidade de criar uma intervenção que conduz à melhoria das condições de saúde da população infantil, razão pela qual foi realizado este estudo, com o único propósito de contribuir de forma dinâmica para a prevenção do crescimento do excesso de peso e da obesidade em crianças em idade escolar.

1.2 Perguntar de investigação

Esta Norma Oficial Mexicana NOM-043-SSA2-2012, Serviços básicos de saúde. Promoção e Educação para o saúde em assunto comida. Estabelece os critérios gerais que unificam e dão consistência à Orientação Alimentar que visa proporcionar à população opções práticas com respaldo científico, para a integração de a alimentando correto que pode adaptar para deles necessidades e possibilidades. (16) Adicionado à Norma Oficial Mexicana NOM-008-SSA3-2016 para o tratamento abrangente do sobrepeso e da obesidade. A classificação de crianças e adolescentes com peso normal, sobrepeso ou obesidade é realizada de acordo com o IMC proposto pelo Centro de Controle e Prevenção de Doenças (CDC) e pela Organização Mundial da Saúde (OMS). Para a classificação do IMC são levados em consideração a idade e o sexo. Crianças entre o percentil 5 e 85 são definidas como crianças com peso normal; entre o percentil 85 e 95, como crianças com sobrepeso; e com percentil 2: 95, como crianças com obesidade.(17)

Com base nas necessidades da população mais vulnerável, as crianças, surge a necessidade de aplicar uma intervenção de enfermagem para avaliar a intervenção com treino de força muscular para redução de gordura corporal em crianças com excesso de peso e obesidade, através de um plano de condicionamento. físico que será realizado em seu ambiente, seguindo um plano alimentar que é consumido todos os dias e constitui a unidade alimentar. Promover nesta intervenção os benefícios da atividade física e de uma alimentação nutritiva; obtendo a seguinte questão de pesquisa: A intervenção com treinamento de força muscular contribui para a redução de gordura corporal em escolares com sobrepeso e obesidade?

1.3 Justificação

O mudanças e tendências atual em o padrões social, cultural e econômico, em nosso país em o mais recente décadas, Eles têm gerado transformações em o estilos de vida, influenciaram negativamente o nível de saúde da população infantil. Confinamento, estresse, sedentarismo, entre outros fatores desencadeantes, são propiciando ele aumentar e o aparência de sobrepeso e obesidade para muito idade precoce, favorecida por novos hábitos. Pessoas com lesões e doenças potencialmente fatais precisam de cuidados cuidados médicos próximos e constantes, fornecido por uma equipe de profissionais profissionais de saúde especialmente treinados.

Para fazer testa para são situações, o profissionais de Enfermagem, para através de história, tem-se caracterizado pela sua capacidade de responder às mudanças que a sociedade ha perdido experimentando e consequentemente, para o precisa de cuidados que a população necessita em todas as fases da vida.

Os problemas de saúde, pela sua origem multifatorial, são de difícil abordagem e resolução, razão pela qual a epidemiologia, sendo uma disciplina integradora, oferece-nos a metodologia e os instrumentos necessários para analisar as causas da doença e propor soluções alternativas através do desenvolvimento de projetos de investigação. aderiu ao método científico.

Estudos recentes têm demonstrado que a obesidade já não é um problema exclusivo das populações com elevados rendimentos económicos ou dos países desenvolvidos, afectando membros de todos os estratos socioeconómicos de forma quase equivalente, com um aumento significativo de casos em populações de baixos rendimentos. econômico. (5)

O aumento da obesidade infantil e da prevalência de sobrepeso e obesidade é observado durante o ensino fundamental. Quando as crianças entram na escola primária aos seis anos de idade, o prevalência média de sobrepeso e obesidade é do 24,3%. Contudo, aos 12 anos, quando terminam o ensino primário, a sua prevalência aumenta para 32,5%, o que reflecte um aumento de 12,2 pontos percentuais. (12)

Na Colômbia, o último inquérito nacional sobre nutrição revelou uma prevalência de excesso de peso de 6,3% em crianças menores de 5 anos, 24,4% em crianças em idade escolar e 17,9% em adolescentes. (2)

Os motivos que nos levaram a investigar os efeitos do sobrepeso e da obesidade Na saúde dos escolares, centram-se no facto de este sector vulnerável da população estar exposto, em maior medida do que o resto da sociedade, aos riscos que podem acarretar, como o desenvolvimento de doenças crónico-degenerativas na infância e de maior relevância na idade adulta. vida.

ELE apontar para gerar conhecimento que ajuda em ele tratamento de o efeitos que causam excesso de peso e obesidade, bem como a colaboração de todos os membros da família para aderirem a um regime alimentar nutritivo que contribua para um ambiente mais saudável.

É importante destacar que esta especialidade em enfermagem pediátrica; pode fornecer educação e formação especializada em cuidados de saúde infantil. Para isso, é necessário ter conhecimentos e habilidades que possam ser aplicar para isto longo de todos o carreira profissional em ele âmbito de a enfermagem pediátrica .

O presente estudo terá como foco a atividade física realizada por escolares em no ambiente académico, dentro de casa ou ao ar livre, implementando um plano de exercícios de força muscular adequado à idade do menor. Devido ao aumento de sobrepeso e obesidade em o população infantil, ele funcionários de health toma medidas para prevenir a propagação desta doença, garantindo assim um óptimo estado de saúde.

Este estudo visa demonstrar que é importante no ambiente escolar como professores do ensino fundamental; e os gestores envolvem-se mais na garantia de que os seus alunos tenham boa saúde; Isso é incluir exercícios e manter uma alimentação balanceada para que sejam adquiridos bons hábitos escolares .

1.4 Mirar em geral

Realizar intervenção com treinamento de força muscular para redução de gordura corporal em escolares com sobrepeso e obesidade; terceiro e quarto ano do ensino fundamental na Escola Primária "Ramón G. Bonfil" localizada em Pachuca de Soto, Hidalgo, em um período de 3 sessões semanais durante 6 semanas no ano de 2023.

1.4.1 Metas específico

1. Formule um plano de exercícios de força muscular para reduzir a gordura corporal em crianças crianças em idade escolar com sobrepeso e obesidade que eles estudam ele terceiro e sala série primária.
2. Avaliar medidas antropométricas que nos ajudem a estabelecer o risco de sobrepeso e obesidade em escolares que frequentam a terceira e quarta séries do ensino fundamental.
3. Avaliar parâmetros bioquímicos (glicose, colesterol e triglicerídeos) em escolares antes e após intervenção de treinamento de força muscular.
4. Associado ele efeito de o crianças crianças em idade escolar de a antes e depois de o intervenção com treinamento de força muscular.

1.5 Hipótese

Hipótese (H1)

A intervenção com treinamento de força muscular reduz a gordura corporal em escolares com sobrepeso e obesidade.

Hipótese Nulo (H0)

A intervenção com treinamento de força muscular não reduz a gordura corporal em escolares com sobrepeso e obesidade.

1.6 Quadro Teórico Conceptual

Desde que o México ratificou a Convenção sobre os Direitos da Criança (CDC) em 21 de setembro de 1990, são notáveis os esforços para garantir a sua aplicação e gerar as melhores condições para o desenvolvimento e o bem-estar das crianças e adolescentes. O México levou apenas dois anos para aprovar a Lei Geral sobre os Direitos de Meninas, Meninos e Adolescentes (LGDNNA) em dezembro de 2014 e estabelecer o Sistema Nacional para a Proteção Integral de Meninas, Meninos e Adolescentes (SIPINNA) em 2015. Eles alcançaram avanços importantes no ajuste do plano de gestão Quase 40 milhões de crianças e adolescentes vivem no México. Os adolescentes representam 35% da população e deles dependem o seu bem-estar hoje e o desenvolvimento do país agora e no futuro. (6) Mais da metade deles estão na pobreza (51,1%). O país registou um aumento na prevalência de excesso de peso em raparigas e rapazes com menos de 5 anos de idade (de 8,3% em 2006 para 9,7% em 2012). A região Norte registou uma maior prevalência em 2012 com 12%, seguida da região Centro com 9,9% e da região Sul com 9,6%.

Embora estes sejam problemas que frequentemente eles se originam no primeira infância, sobrepeso e o obesidade tornar-se evidente no vida da criança ou garotinha ao atingir a idade escolar. Altos níveis de sobrepeso e obesidade constituem o principal problema nutricional em crianças de 6 a 11 anos no México, uma vez que a obesidade infantil no país ocupa o primeiro lugar no mundo e a obesidade adulta ocupa o segundo lugar. no mundo.(6)

Os últimos registos do ENSANUT 2016 revelam que 33,2% das crianças entre os 6 e os 11 anos apresentam excesso de peso e obesidade, sendo que no caso dos adolescentes (12 aos 19 anos), 36,3% apresentam este problema(6).

1.6.1 Desenvolvimento Infantil

O desenvolvimento integral de uma criança é alcançado ou potencializado por meio de uma relação social que fortalece as capacidades e habilidades cognitivas, emocionais, físicas, sociais e culturais, colocando o indivíduo em condições mais favoráveis para desenvolver sua vida. (18) Neste sentido, uma intervenção precoce e suficiente é de grande ajuda para promover o desenvolvimento integral das pessoas. Um grande número de estudos científicos demonstrou a importância do desenvolvimento integral na primeira infância na vida humana. (18)

A intervenção apropriada no início da vida afeta uma série de competências, habilidades, capacidades, aprendizado, níveis de doença físico, adaptação, etc. ao longo da vida. A ciência nos diz que a primeira infância é uma época de oportunidades e riscos, com repercussões que eles podem período todos o vida. (19)

Tem que entenda que quanto mais você joga ou um pai interage com um filho, melhor o cérebro se desenvolve. Isto é importante porque há ampla evidência ciência de que o subdesenvolvimento das crianças tem consequências na idade adulta, incluindo má nutrição, desenvolvimento cognitivo inadequado, problemas socioemocionais, fraco desempenho académico, elevado desemprego, baixos rendimentos e gravidez Adolescente idoso, idoso propensão para consumir drogas e participação comunitária. (vinte)

O Qualidade de o relacionamento mãe-filho e a facto o crianças eles sentam amado e valorizado é um mecanismo de proteção que aumenta sua resiliência às condições de vida desfavoraveis e de exposição para o risco. (19)

1.6.2 O obesidade e ele sobrepeso

O Organização mundo de o Saúde (QUEM) definir o obesidade como o acúmulo anormal e excessivo de corpo gordo. Para ele diagnóstico de esse transtorno em crianças e adolescentes ELE usado a quadro projetado por o Organização mundo de o saúde para definir para o indivíduos com sobrepeso para aqueles com a IMC idoso para o 85%, mas menos de 95%, e aqueles com IMC superior a 95% como obesos. percentil 95 para idade e sexo específicos. (12) A Organização Mundial da Saúde indica que, em 2016, 340 milhões de crianças e adolescentes entre 5 e 19 anos estavam com sobrepeso ou obesidade, e também descreve que xícara é crescente do sobrepeso e obesidade, já passou de 4% em 1975 para avançar do 18% em 2016 estimando que 124 milhões de crianças

sofrer obesidade. (vinte e um)

1.6.3 Fatores associados para o obesidade

- **Suscetibilidade genética**

O fator genético que controla a capacidade ou espaço para acumular energia na forma de gordura muscular e menos espaço para liberar energia na forma de calorias é conhecido como força máxima em indivíduos obesos. Isso acontece porque, no longo prazo, as pessoas contribuem com menos energia do que gastam, ou seja, energia positiva. A influência da genética combina-se com fatores externos como hábitos alimentares e estilos de vida, relacionados com a regulação da disponibilidade de alimentos, fatores sociais e processos de gestão de intervenções. Entre outras coisas, as condições ambientais e comportamentais na infância são facilmente alteradas, por isso isto é muito importante na prática clínica, por isso que é necessário para identificar risco de obesidade infantil. Esses Os fatores de risco incluem histórico familiar de obesidade, dieta inadequada e estilo de vida sedentário. (19)

O variação genética em o índice de massa corporalmente (IMC) é responsável do 40% e 70% da obesidade (5). Além disso, se ambos os pais forem obesos, o risco de obesidade na criança será de 69-80%; se apenas um dos pais for obeso, o risco diminui de 41 para 50%; e se nenhum dos pais for obeso, o risco diminui para 9%. (12)

- **Fator ambiental**

Esse é ele resultado de mudanças em ele equilíbrio entre o ingestão e ele gasto energia devido a mudanças nos hábitos alimentares e atividade física. Nas últimas décadas, o crianças Eles têm consumido muitos mais calorias e ELE eles retornaram fisicamente inativo.

As crianças costumavam passar grande parte do seu tempo livre brincando ao ar livre, mas com o chegada de o televisão, o computadores e o videogame, o crianças passar cada vez mais tempo em atividades sedentárias. Além disso, os anúncios televisivos também estão aumentando a escolha de alimentos não saudáveis. Por outro lado, a atividade física diminuiu enquanto o consumo de alimentos com alto teor calórico e bebidas açucaradas aumentou. (18)

- **Fatores psicológico**

O fator psicológico é afetado em crianças com obesidade devido ao temperamento de reatividade negativa, atitudes e termos negativos de outras crianças, insatisfação corporal, distorção da imagem corporal e parental, bullying, ansiedade, depressão, baixa autoestima e distúrbios comportamentais. . Nesta fase do desenvolvimento infantil, a parte emocional é afetada pelas alterações físicas que se geram e pelas alterações inerentes à idade, razão pela qual deve ser garantido um plano eficaz para o seu tratamento.

1.6.4 Tecido adiposo e metabolismo de o ácidos gordinho

Estudos demonstraram que o treinamento de força é eficaz em crianças e adolescentes com sobrepeso e obesidade devido à redução do tecido adiposo a níveis moderados levando a mudanças positivas na aparência corporal, melhora da função cardíaca e redução dos fatores de risco. (onze)

1.6.5 Doenças associado para o sobrepeso e o obesidade

- **Resistência para o insulina e diabetes melito cara 2**

A resistência à insulina durante a gravidez é maior em gestantes obesas e é acompanhada por alterações na placenta com aumento da expressão de citocinas pró-inflamatório, entre o qual ELE encontra ele ator de necrose tumor a (TNF-a), que por sua vez aumenta a resistência à insulina.

A associação entre o IMC materno e a obesidade infantil é provavelmente devida a fatores genéticos e ambientais. Estes últimos incluem a influência do excesso de peso materno no ambiente intrauterino e o papel da mãe na formação das práticas e hábitos alimentares e de atividade da criança. (1)

- **Dislipidemia**

A dislipidemia (ou dislipidemia) é caracterizada por um alto nível de lipídios (colesterol, triglicerídeos ou ambos) ou um baixo nível de colesterol alto de lipoproteínas (HDL). É essencial identificar as crianças com dislipidemia o mais cedo possível para que possam ser consideradas intervenções precoces para parar ou retardar o aparecimento da aterosclerose. A Academia Americana de Pediatria (AAP) e o Painel do Instituto Nacional de Especialistas do Coração, o pulmões e o sangue Eles têm advogado durante bastante tempo para detecção e tratamento de distúrbios de colesterol em crianças e adolescentes.(22)

- **Hipertensão**

A hipertensão arterial é cada vez mais comum na população pediátrica e está associada à obesidade e ao histórico familiar de hipertensão. Crianças obesas têm risco três vezes maior de desenvolver hipertensão do que crianças com estado nutricional normal. (quinze) Foram classificados de acordo com as tabelas de níveis pressóricos segundo idade, sexo e percentis de altura do Quarto Relatório de Diagnóstico, Avaliação e Tratamento da Hipertensão Arterial em Crianças e Adolescentes de 2004. (15)

- Variedade arterial normal: < 90p. para o idade-sexo e tamanho.
- Pré hipertensão: 90p. para < 95p. TA 2:120/80 embora < 90p.
- Hipertensão: Igual qualquer idoso para o 95 pág.

- **Cardiovascular**

O sobrepeso e a obesidade estão associados a problemas de saúde na infância e representam um importante fator de risco precoce para morbidade e mortalidade na idade adulta. As crianças afetadas correm maior risco de doenças relacionadas à saúde cardiovascular, distúrbios endócrinos, doenças respiratórias, distúrbios músculo esquelético, digestivo e psicológico.

Os níveis de IMC estão associados à gordura corporal e riscos simultâneos à saúde, especialmente fatores de risco cardiovascular. (7) ELE ha querido isso, no México, ele 6%, 28% e 62% do casos de Câncer, diabetes e doenças cardiovasculares, respectivamente, são atribuíveis a fatores de risco dietéticos, resultantes da baixa ingestão de frutas, vegetais, leite e alimentos provenientes do mar e aumento da ingestão de carne vermelha, carnes processadas e bebidas açucaradas. (12)

- **Síndrome metabólico**

A síndrome metabólica (SM) é um grupo de fatores de risco cardiovasculares intimamente relacionados à obesidade, especialmente à obesidade abdominal. Além do mais de o gordo total, ele componente essencial é o gordo visceral e/ou ectópica (gordura localizada em órgãos não armazenados), e a principal anomalia metabólico é o resistência para o insulina (RI) (23).

Em crianças, é geralmente definida como três ou mais dos seguintes: obesidade (geralmente a circunferência da cintura é maior que o percentil 90 para sexo e o idade), dislipidemia (triglicerídeos elevado e HDL baixo), pressão pressão alta e perturbação do metabolismo de o glicose, insulina resistência (GO), intolerância à glicose ou diabetes tipo II. Na era pediátrica, existem muitas definições que utilizam diferentes pontos de corte para cada alteração metabólica (18).

- **Morbi-mortalidade por obesidade**

Estima-se que o sobrepeso e a obesidade sejam responsáveis direta ou indiretamente de 2,8 milhões de mortes em todo o mundo associadas a doenças crônicas não transmissíveis (DNT), como diabetes mellitus, doença coronariana isquêmica e alguns tipos de câncer (4).

A OMS alerta que o sobrepeso e a obesidade estão ligados a um maior número de mortes do que o baixo peso, ou seja, há um maior número de pessoas obesas e com sobrepeso do que com baixo peso (21). A inatividade física tornou-se o quarto fator contingencial na mortalidade global, representando um elemento de risco para 6% das mortes registradas no mundo (24).

1.6.6 Características do exercício de força muscular

A atividade física na educação é estudada a partir de um objeto de pesquisa muito semelhante a outras ocupações (movimento humano), o que mostra que todos precisam colaborar entre Sim compartilhamento ditado objeto de investigação. Campos de ação e campos de intervenção Em tudo os processos que eles executam. Ao utilizar a atividade física como ferramenta de intervenção no processo desde diferentes ocupações, estratégias e programas devem ser priorizados em conformidade. à população (seja individual ou coletiva) envolvida em qualquer campo de atuação (18).

Já o exercício físico é "atividade física planejada, estruturada e repetitiva, cujo objetivo é alcançar, manter ou melhorar a condição física e a saúde". Portanto, um programa de atividade física requer planejamento e organização de o intensidade, quantia e cara de atividade físico feito. Assim, a principal diferença entre atividade e exercício é que os primeiros são atividades que Executamos para diário e que gerar gasto enérgico enquanto que atividade física é a atividade física planejada com um objetivo específico (21). Agora bom, em ele treinamento físico pode levar a cabo diferente Atividades e no projeto analisaremos o treinamento de força muscular. Ao definir a força, ELE distingue de dois conceitos diferente: o força como a quantia física e força como ação para realizar um movimento físico. Do ponto de vista de o físico, o força muscular é o habilidade de a músculo para acelerar ou deformar ele corpo, mantê-la ainda qualquer desacelerar dele movimento. O treinamento de força muscular é um método especializado de condicionamento que envolve o uso de diferentes modos de treinamento e vários cargas de resistência, a programa de Reforço muscular pode incluir o uso de pesos livres ou peso corporal pessoal para fornecer a resistência necessária para aumentar a força (25).

1.7 Quadro Referencial

O Modelo de Promoção da Saúde foi publicado pela primeira vez em 1982 e tem sido utilizado na pesquisa, educação e prática de enfermagem. O modelo é composto por diversos componentes que podem ser colocados em colunas da esquerda para a direita. (26).A primeira coluna abrange as características e experiências individuais das pessoas, incluindo comportamentos anteriores relacionados e factores pessoais. O comportamento anterior relacionado refere-se a experiências anteriores que podem ter efeitos diretos e indiretos sobre a probabilidade de se envolver em comportamentos de promoção da saúde.(26)Por outro lado, os fatores pessoais influenciam, incluindo a autoeficácia percebida, que se refere à percepção de ter menos barreiras para a realização do comportamento de saúde específico.

Concluindo, a teoria de Nola J Pender sobre os cuidados de enfermagem no processo de tomada de decisões sobre os seus próprios cuidados de saúde baseia-se no Modelo de Promoção da Saúde . Este modelo é composto por diferentes componentes que cobrem o características e experiências individuais das pessoas, incluindo comportamento anterior relacionado e fatores pessoais. O objetivo deste modelo é melhorar a pesquisa, a educação e a prática da enfermagem em relação à promoção da saúde.(26)Em 2022, o artigo publicado por Méndez-Hernández, Luis Diego e Cols, mostra-nos os resultados de uma revisão sistemática que confirma que treinamento de força poderia ser a intervenção eficaz para ele tratamento do percentual de gordura corporal nas primeiras 14 semanas de intervenção com melhores resultados em longo prazo (>36 semanas), por sua vez, intensidades altas e médias são benéficas para reduzir o percentual de gordura corporal (25). No entanto, são necessárias pesquisas mais aprofundadas sobre as intensidades de ST e seus efeitos a nível individual em crianças e adolescentes, estes resultados podem ser usados para desenvolver novos métodos para o tratamento da obesidade infantil (25).

Gálvez Mazuela Erna e Coles, publicar em ele ano 2022 a artigo onde o A prevalência de excesso de peso em crianças tem aumentado no Chile. Dados de 2017 do mapa nutricional do Conselho Nacional de Auxílios e Bolsas (JUNAEB) mostram prevalência de sobrepeso de 28,6%, obesidade de 23,1% e obesidade grave de 6,22%, resultando em 57,9% de escolares chilenos com excesso de peso (27).

ELE descrever que o atividade físico é a componente essencial de o perda peso, mas deve ser complementado com intervenções nutricionais para obter maiores efeitos nas variáveis. Da mesma forma, o próprio exercício físico tem demonstrado capacidade de melhorar parâmetros metabólicos e cardiovasculares e também reduzir a mortalidade (27).

Os efeitos positivos da atividade física aeróbica e do treinamento de força têm sido amplamente documentados. A combinação destas duas formas de atividade física, conhecida como exercício sincronizado, tem um efeito maior sobre capacidade aeróbica, função muscular e parâmetros metabólicos comparados ao treinamento aeróbico e de força isolado em crianças e adolescentes obesos. O efeito benéfico é mais forte (27).

No artigo publicado em 2012, Ximena, Raimann T. e Francisco, Verdugo M., constataram que as taxas de obesidade infantil aumentaram de forma alarmante. Os fatores que influenciam o desenvolvimento da doença são fatores genéticos e ambientais, sendo os fatores ambientais a dieta e o sedentarismo (18). As doenças relacionadas à obesidade ocorrem cada vez mais em populações mais jovens, sendo as mais comuns hipertensão, dislipidemia, resistência à insulina e complicações psicológicas. (18).

O tratamento é complexo e foca na alimentação, atividade física e mudança de hábitos para toda a família. A atividade física é importante para o tratamento da obesidade, manejo de comorbidades e prevenção (18).

Diana Magaly Pérez-Vergara; Raúl Fernando Moscoso-García em 2021 assume a tarefa de analisar artigos sobre atividades físicas para reduzir o sobrepeso e a obesidade, não oferecem evidências claras como único meio para avaliar o impacto que tem no peso e no IMC, especialmente nas populações. crianças (vinte e um).No caso da teoria de Nola J Pender, sobre o cuidado do enfermeiro no processo de como as pessoas tomam decisões sobre o cuidado da própria saúde. Nola Pendurar é a enfermeira e autor do Modelo de Prevenção de Saúde (MPS). Segundo Pender, o comportamento é motivado pelo desejo de alcançar o bem-estar e o potencial humano. Seu objetivo era criar um modelo de enfermagem que desse respostas às maneira em que as pessoas adotam decisões sobre ele própria saúde.

CAPÍTULO 2

METODOLOGIA DE O INVESTIGAÇÃO

2.1 Projeto de investigação.

O desenho metodológico tem abordagem quantitativa, descritiva, com desenho de estudo quase experimental, uma vez que esse teste de comportamentos ou experiências é realizado em cada indivíduo.

2.2 População.

População: 125 estudantes de nível Escola de o graus de terceiro e quarto em uma escola primária, com sede em Pachuca, Hgo. México.

2.3 Amostragem.

O tamanho da amostra foi realizado através da fórmula de população finita onde o dados de 70 alunos terceiro e sala ano primário com nível de confiança de 95%, limite de aceitação de 1,25 e erro de 0,05.

2.4 Limites de Tempo e Espaço.

Tempo: ELE realizado em o meses de novembro de 2022 - Junho 2023.

Espaço: Dentro de o instalações de a escola primário.

2.5 Critérios de seleção Critérios de inclusão

- Alunos inscrito em o Escola primário professor Ramon g Bonfil
- Alunos que sinal ele consentimento informado.
- Alunos que deles pais sinal ele consentimento informado
- Alunos de 3º e 4º ano de primário

Critério de exclusão

- Alunos que Não eles querem participar em nosso investigação.
- Alunos que Não sinal consentimento informado.
- Alunos que deles pais Não sinal ele consentimento informado
- Alunos que Não executar ele preencher completo de o enquete.
- Alunos com restrição para levar a cabo atividade físico, com doenças crônico-degenerativas não controladas.

Critério de Eliminação

- Alunos que Não completo o prova em dele todo.
- Alunos que Não ELE encontrar em condições de levar a cabo atividade físico.

2.6 Instrumentos de avaliação.

Em esse estudar ELE usado ele questionário para avaliar o auto-eficácia na direção atividade física em crianças, VARIMAX. O instrumento VARIMAX permite medir os 3 fatores: Alternativas Positivas, Melhoria de Barreiras e Expectativas de Habilidade, esse é em quanto para o atividade física infantil. Com este instrumento medimos as atividades físicas das crianças respondendo a cada criança às 12 perguntas do VARIMAX com "Sim" ou "Não" e depois os dados são passados para uma base de dados para realizar as medições. A consistência interna do alfa de Cronbach desta escala foi de 0,833, sendo a confiabilidade do instrumento.

2.7 Colheita de dados

O procedimento de coleta de informações: o protocolo de pesquisa foi entregue à Diretora da Escola Primária, posteriormente com o auxílio do médico responsável pela escola, foi feito o convite às turmas de terceiro e quarto ano. de primário; anterior para o consentimento informado e ELE eles eles levaram o dados de antropometria e medidas capilares de triglicerídeos, glicose e colesterol; Após isso, foi realizada a intervenção e novamente foram colhidos os dados de antropometria e medidas capilares de triglicerídeos, glicose e colesterol; e finalmente Os dados foram registrados em formato Excel e a partir deste para SSPS ver. 21 para análise estatística.

A operacionalização das variáveis pode ser consultada nos anexos deste documento. (ver Anexo A).

2.8 Procedimento para o colheita de dados.

Para ter uma visão sistemática das atividades a serem realizadas, foi desenhado um processo de coleta de dados dentro da pesquisa. A seguinte figura é mostrada abaixo:

Figura Não. 1 Processo de colheita de dados em o investigação

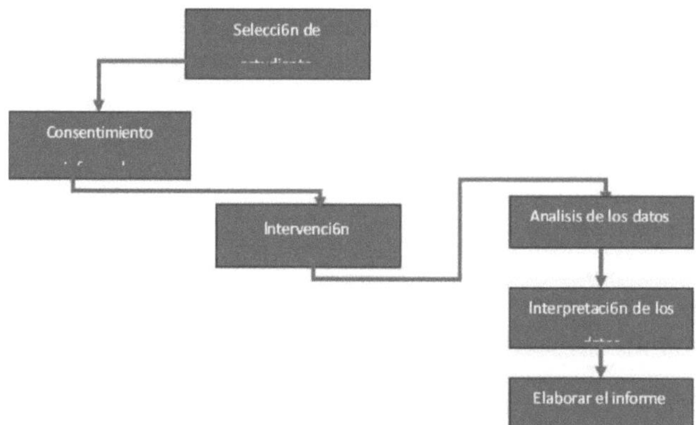

Fonte: Projeto ter, Setembro de 2023

PARA continuação, ELE faz o descrição de cada um de o pontos que ELE realizado na investigação:

1. Na primeira parte, o estudo foi explicado aos Diretores, pais e alunos da escola primária, entregando-lhes a carta de consentimento informado que deve assinar, para poder começar formalmente a realizar o intervenção.

2. Para o contar com ele consentimento informado, assinado por o crianças e Seus pais passam por um teste antropométrico.

3. Posteriormente, os níveis de glicose, triglicerídeos e colesterol foram medidos por amostragem capilar.

4. Os dados foram coletados, preenchendo o banco de dados destinado à realização A intervenção.

5. Uma intervenção de força muscular foi realizada 3 vezes por semana durante uma hora durante 6 semanas. Ver Anexo B.

6. As medidas antropométricas foram realizadas novamente e a glicemia, triglicerídeos e colesterol foram coletados por amostragem capilar.

7. ELE eles coletaram o dados, enchimento o base de dados projetado para esta intervenção.

8. Os dados são analisados para fazer interpretações e fazer recomendações

2.9 Considerações ética e jurídico

Por se tratar de um estudo observacional transversal em que os dados estatísticos foram obtidos em uma única ingestão, foram apresentadas as variáveis para obtenção das informações; a pesquisa foi participativa; Foi mantida uma interação com os participantes do estudo, razão pela qual se considera uma investigação isenta de riscos, descrita no artigo n.º 100 do Regulamento da Lei Geral de Saúde. Pesquisa para o Health (Federation, 1984.), que estabelece as especificações da pesquisa em seres humanos, respaldada pela Declaração de Helsinque da Associação Médica Mundial, por isso é considerada uma investigação Não experimental agora que o participantes Não ir para ser submetidos a qualquer procedimento invasivo, e mediante Consentimento Livre e Esclarecido, os pacientes e responsáveis serão previamente informados sobre os objetivos, métodos e benefícios do estudo.

CAPÍTULO 3

RESULTADOS

Esta seção descreve a análise dos dados obtidos, a captura dos dados e emissão de resultados que permitiram avaliar a intervenção com treinamento de força muscular para redução de gordura corporal em escolares com sobrepeso e obesidade.

3.1 Dados sóciodemográfico

Os participantes da amostra do estudo determinada pela fórmula de população finita foram 51 uma vez selecionados e atenderam aos critérios de inclusão, exclusão e/ou eliminação; Após a intervenção, foram obtidos resultados confiáveis de 34 crianças.

Trabalhamos com 51 pesquisas que atendiam a todas as características, das quais temos crianças do ensino fundamental em Pachuca de Soto, Hgo. dos quais identificamos a sua idade, conforme tabela nº 1

Na tabela a seguir pode-se identificar que 29% das crianças tinham 8 anos e 71% tinham 9 anos das crianças que participaram deste estudo.

Quadro 1. Distribuição dos dados sociodemográficos			
Gênero	(n)	%	% total (n)
Macho	41 (vinte e um)	0,4117	41,17 (21)
Fêmea	59 (30)	0,5882	58,82 (30)
Total	51	100%	100%
Idade	(n)	Padre	% total (n)
8 anos	29 (quinze)	0,2941	29,41 (15)
9 anos	71 (36)	0,7058	70,58 (36)
Total	51	100%	100%

Fonte: Aplicativo do questionário Varimáx, Marchar 2023

Além disso, pode-se identificar que 59% dos participantes deste estudo eram mulheres e 41% eram homens (Tabela 1). No caso do peso das 51 crianças que participaram no início deste estudo, observou-se que nas medidas antropométricas (peso e altura), 16% estavam com sobrepeso, 14% obesas, 14% em risco de desnutrição e 56% das crianças estavam no peso ideal; isso é perto de 60% dos participantes. A avaliação da altura das crianças constatou que 6% estão no percentil 10, 52% em o percentil cinquenta e 42% entre 75º percentil até o 97, de de acordo com as curvas de crescimento da OMS.

3.2 Dados de o intervenção

Em esse à parte, vai para mostra a informações que ELE pegou primeiro do dados de amostras de sangue capilar antes de iniciar a intervenção com treinamento de força muscular para redução de gordura corporal em escolares com sobrepeso e obesidade. Durante a avaliação dos valores de glicose, 12% das crianças estavam fora da normalidade e 88% estavam dentro dos parâmetros normais. Medição realizada após jejum de 8 a 12 horas. Ao coletar amostras capilares para medição de colesterol, 14% estavam fora da faixa normal, 62% estavam limítrofes, 4% estavam em níveis ótimos e 20% estavam em níveis baixos. No caso dos triglicerídeos das 51 crianças identificadas, o percentual de crianças com triglicerídeos elevados foi de 38% fora da normalidade. A avaliação do IMC registrou 42% das crianças dentro dos parâmetros de normalidade, 20% com sobrepeso e 38% com obesidade segundo a medida antropométrica (Gráfico 1).

Gráfico Nº 1 Índice de massa corporalmente antes de o intervenção

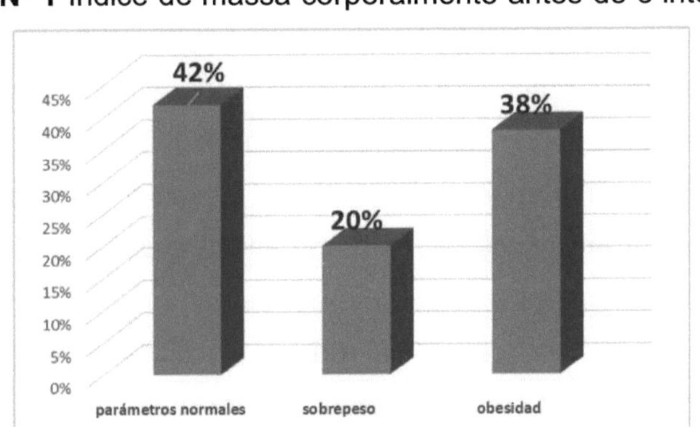

Fonte: Aplicativo do questionário Varimáx, Marchar 2023

Na Tabela 2, o antes e o depois da intervenção podem ser identificados positivamente, pois foi registrado um crescimento médio em altura de 4 cm; Por Por outro lado, pode-se identificar uma alteração significativa na glicemia, pois a média no início deste estudo era de 87 mg/dl e após a intervenção temos um resultado de 85,0 mg/dl, ou seja, abaixo do seu nível em média. de 2 mg/dl isto se reflete na diminuição do risco de uma doença metabólica.

Quadro Nº 2 Distribuição de o população estudado por medidas antropométrico

	Semana 0	Semana 6
Medidas antropométricas	Cluster de início (n=51)	Intervenção (n=34)
Peso	33,68 +- 9,46	33,14 +- 8,72*
Tamanho	134,49+- 7,52	138,06+- 7,51
IMC	18,33 +- 3,72	17,51 +- 3,40*

Fonte: Aplicativo do questionário Varimax Marchar 2023

No caso da identificação do colesterol após a intervenção, foram encontrados os seguintes dados: mostrando a vantagem da utilização da intervenção de treinamento de força muscular para redução de gordura corporal em escolares com sobrepeso e obesidade; marcando uma diferença em relação ao valor inicial de 148 mg/dl de colesterol em média no início do estudo e no final reduziu significativamente o valor de colesterol nas crianças com a intervenção. Por outro lado, ao fazer uma comparação de valores no início do estudo e após a intervenção do treinamento de força muscular para redução de gordura corporal em escolares com sobrepeso e obesidade; No gráfico a seguir você pode ver a mudança antes e depois da intervenção.

Gráfico Nº 2 Distribuição de parâmetros bioquímicos pré e publicar intervenção

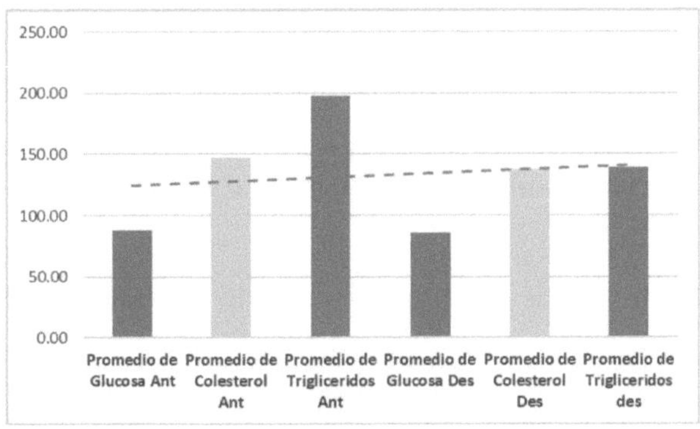

Fonte: Aplicativo do questionário Varimáx, Marchar 2023

Este gráfico mostra claramente que a intervenção do treinamento de força muscular para redução da gordura corporal em escolares com sobrepeso e obesidade; deu resultado positivo devido a alterações nos valores antropométricos e bioquímicos. A significância estatística deste estudo em relação ao colesterol é de 0,76 com confiabilidade de 95%. Como pode ser observado no estudo realizado, foram notadas alterações nos dados bioquímicos da população estudada; Ou seja, uma intervenção com treinamento de força muscular pode reduzir a gordura corporal em escolares com sobrepeso e obesidade. (Tabela 3).

Quadro N ° 3 Metade e desvio padrão de o parâmetros bioquímicos

	Semana 0	Semana 6
Parâmetros bioquímicos	Cluster de início (n=51)	Intervenção (n=34)
Glicose	87,00 +- 7,26	85,00 +- 7,32*
Triglicerídeos	194,45,00 +- 21,61	138,94 +- 15,80
Colesterol	148+- 85,06	137,50 +- 39,31*

Fonte: Aplicativo do questionário Varimáx, Marchar 2023. * p:: 0,05

Ao comparar os dados com o instrumento VARIMAX, observa-se a disposição de algumas das crianças que participaram deste estudo; incluindo a família para encontrar motivação nos pais para manter os filhos em movimento; O que o apoio foi encontrado foi positivo e pode ser verificado com os resultados no crescimento, ou seja, na sua altura e perda de peso; mas ainda mais as alterações nos seus valores antropométricos e bioquímicos; como pode ser visto na tabela nº 4. Os resultados encontrados na intervenção do instrumento de avaliação para avaliar a autoeficácia em relação à atividade física poderão provocar mudanças nos hábitos de aptidão física dos participantes.

Quadro Não. 4 Distribuição de o variáveis dicotômico em ele instrumento VARIMAX

Instrumento VARIMAX						
Componente	Ei		II		III	
	Alternativas positivo		Superação de Barreiras		Expectativas de habilidade	
Eu acredito que posso:	% (n)	% total	% (n)	% total	% (n)	% total
Faça alguma atividade física depois da escola na maioria dos dias da semana	62,7 (32)	62,74	31,3 (16)	31.37	5,8 (3)	5,88
Praticar atividade física depois da escola, mas também ver TV ou jogar videogame	58,2 (30)	58,82	25,4 (13)	25h49	15,6 (8)	15,68
Pratico qualquer esporte depois da escola, embora meus amigos queiram fazer outra coisa	58,8 (30)	58,82	19,6 (10)	19h60	21,5 (onze)	21h56
Corra para menos 8 minutos sem parar	64,7 (33)	64,70	17,4 (9)	17,64	17,4 (9)	17,64
Pratique atividade física, embora faça calor ou frio lá fora	52,9 (27)	52,94	33,3 (17)	33,33	13,7 (7)	13,72
Fazer exercício, embora me sinta cansado	35,2 (18)	35,29	39,2 (vinte)	39.21	25,4 (13)	25h49
Faça atividade física, embora tenha muito dever de casa	Quatro. Cinco (23)	45.09	23,5 (12)	23.52	31,3 (16)	31.37
Fazer atividade física, embora eu fique em casa	72,5 (37)	72,54	21,5 (onze)	21h56	5,8 (3)	5,88
Pratique algum esporte, embora meus amigos acreditem o contrário	72,5 (37)	72,54	13,7 (7)	13,72	13,7 (7)	13,72
Pratica atividade física, embora tenha outras aulas no período da tarde	62,7 (32)	62,74	11,7 (6)	11,76	25,4 (13)	25h49
Acredito que:						
Ter a habilidade necessária para praticar o esporte que deseja fazer exercício	88,2 (45)	88,23	9,8 (5)	9,80	1,9 (1)	1,96

Fonte: Instrumento de avaliação para avaliar a autoeficácia em atividade física 2023 (N=51)

CAPÍTULO 4

DISCUSSÃO

4.1 Discussão

Este projeto foi realizado devido ao aumento de crianças em idade escolar que apresentavam obesidade e sobrepeso; onde se refletem a má alimentação, o sedentarismo e a falta de espaços para atividade física. e, juntamente com uma pandemia onde as atividades fora de casa foram paralisadas. Após revisão sistemática de documentos, estudos realizados em metanálise em 2022 por Luis Diego Méndez Hernández et al. Onde for evidente que um plano de atividade física de 12 semanas tem um efeito melhor nas crianças com excesso de peso e obesas; é o que registramos como referência antes de Começar esse investigação; em nosso estudar que ELE realizado Em 6 semanas podemos demonstrar que se forem encontradas mudanças positivas no crianças com sobrepeso e obesidade.(25) Para o ano de 2022, Ema Gálvez e colaboradores escrevem um artigo intitulado: Efeitos de um plano de exercícios simultâneos de 12 semanas em crianças e adolescentes com sobrepeso e obesidade, onde intervenções semelhantes às propostas nesta pesquisa são mostrados; O resultado obtido foi o seguinte: O programa de exercícios simultâneos de 12 semanas demonstrou melhora valores antropométricos, função muscular e colesterol total em meninos, meninas e adolescentes com sobrepeso e obesidade. (27) Nesta pesquisa, o programa de atividade física de 6 semanas, 3 vezes por semana ELE ele pegou para capa com anexo por papel de o participantes melhorando sua elasticidade, equilíbrio, resistência e força muscular além de diminuição do IMC após a intervenção.

O protocolo de exercícios proposto na pesquisa gerou boa adesão (67%) e assiduidade (76,64 ± 13,46 sessões, comparado ao projeto em que 85% dos participantes concluíram com o plano de exercícios de força muscular e os 15% restantes optaram por frequentar o seu aula, minimizando a atividade física Mesmo com limitações no estudo Não há planejamento e/ou acompanhamento do padrão nutricional dos participantes, o que poderia ter interferido nos resultados da antropometria. , controle glicêmico, dependendo do perfil lipídico apresentam apenas alterações significativas no colesterol total -11,00 mg/dl IIQ (-18,50 - 3,50) (P = 0,02), ao analisarmos os dados do atual projeto verificamos que nos parâmetros bioquímicos foram obtidos os seguintes resultados: a glicemia capilar diminuiu 3%, o colesterol 7,5% e os triglicerídeos 28,87%; Vale ressaltar que 14% estavam desnutridos e engordaram após a intervenção. (27)

O controlo nutricional continua a posicionar-se como um importante pilar e aliado da atividade física para obter alterações significativas na composição corporal e no controlo metabólico em crianças dos 8 aos 9 anos de idade escolar que frequentam regularmente o ensino primário.

4.2 Conclusões

A intervenção com treinamento de força muscular pode reduzir a gordura corporal em crianças crianças em idade escolar com sobre peso e obesidade de o população interveio. Um plano foi formulado exercício de força muscular para escolares do terceiro e quarto ano do ensino fundamental, realizado em coordenação com o professor de educação física do estabelecimento de ensino. Durante a avaliação das médias antropométricas, o índice de massa corporal e o peso foram reduzidos. Onde com este tipo de estratégias o risco de sobrepeso e obesidade em crianças em idade escolar poderia ser reduzido. O treinamento de força muscular em crianças foi capaz de reduzir os parâmetros de glicose, colesterol e triglicerídeos em escolares. Por outro lado, o estudo constatou que 29% das crianças com estilo de vida sedentário foram identificadas com as variáveis obesidade e sobrepeso. ELE associado à não prática de nenhuma atividade física em casa ou fora.

4.3 Sugestões

É importante mencionar que para erradicar o sobrepeso e a obesidade é necessário trabalhar a nutrição, a atividade física e o apoio familiar, sendo estes a base para prevenir, tratar e reduzir esta doença não transmissível que pode desenvolver doenças crônico-degenerativas no curto espaço de tempo. e médio prazo.A secretaria de saúde e a secretaria de educação pública precisam se unir e encontrar estratégias que possam fortalecer a prevenção da obesidade e do sobrepeso na infância, as escolas devem promover bons hábitos alimentares nas cooperativas dentro de suas instalações e solicitar ampliação do horário dedicado para a atividade físico que contribuir para manter a doença saudável. Recomenda-se replicar este estudo com uma população maior para poder definir os parâmetros avaliados; variáveis que possam nos fornecer dados sobre doenças cardiovasculares, eletrocardiograma, pressão arterial e frequência cardíaca podem ser incluídas para identificar comorbidades na população estudada.

BIBLIOGRAFIA

1. Ferrer Arrocha M, Fernández Rodríguez C, González Pedroso MT. Fatores de risco relacionados ao sobrepeso e obesidade em crianças em idade escolar. Rev Cubana Pediatr [Internet]. 2020;92(2):1–11. Disponível em: http://scielo.sld.cu/pdf/ped/v92n2/1561-3119-ped-92-02-e660.pdf
2. Carrillo S, Salazar J, Rojas J, Chaparro Y, Anderson H, Reyna N, et al. Obesidade Infantil: Um pequeno problema que está se tornando grande. Rev Latinoam Hipertens. 2019;14(5):8.
3. Arias-Rico J, Cortés-Cortés SM, Ramírez-Moreno E, Sánchez-Padilla ML, Jiménez-Sánchez RC, Saucedo-Molina T de J. Obesidade infantil e sua relação com indicadores cardiopulmonares em crianças escolares mexicanas. Aquichan. 2016;16(2):148–58.
4. Medina Valdívia JL. Sobrepeso e Obesidade Infantil no Hospital Regional de Moquegua. Rev la Fac Med Humana. 2019;19(2).
5. Salazar Sánchez LM, Martínez NP, Díaz Palacios L, Estrada Orozco K. Prevalência de sobrepeso, obesidade e fatores de risco em uma coorte de escolares em Bogotá, Colômbia. Pediatria (Santiago). 2020;53(1):5–13.
6. Shamah LT, Cuevas NL, Romero MM, Gaona PEB, Gómez ALM, Mendoza AL, et al. Pesquisa Nacional de Saúde e Nutrição 2018-19. Resultados Nacionais [Internet]. Instituto Nacional de Saúde Pública. 2020. 268 pág. Disponível em: https://ensanut.insp.mx/encuestas/ensanut2018/informes.php

7. Machado K, Gil P, Ramos I, Pírez C. Segundo Prêmio. Machado, K, Gil, P, Ramos, I, Pírez, C (2018) Segundo Prêmio, 89 (Suplemento 1), 16–25 https//doi.org/1031134/AP89S12 [Internet]. 2018;89(Suplemento 1):16–25. Disponível em: http://dx.doi.org/10.31134/AP.89.S1.2
8. Geymonat M, Girardi F, García M, Vecchio S, Pírez C. Consumo de bebidas em escolares da quarta série e sua relação com sobrepeso e obesidade. Arch Pediatr Urug. 2018;89(Suplemento 1):26–33.
9. Medina-Zacarías MC, Shamah-Levy T, Cuevas-Nasu L, Gómez-Humarán IM, Hernández-Cordero SL. Fatores de risco associados ao sobrepeso e obesidade em adolescentes mexicanos. Saúde Pública Mex. 2020;62(2):125– 36.
10. Calderón García A, Marrodán Serrano MD, Villarino Marín A, Román Martínez Álvarez J. Avaliação do estado nutricional, hábitos e preferências alimentares numa população infanto-juvenil (7 a 16 anos) da comunidade de Madrid. Nutr Hosp. 2019;36(2):394–404.
11. Le-Cerf Paredes L, Valdés-Badilla P, Guzman Muñoz E. Efeitos do treinamento de força na aptidão física de meninos e meninas com sobrepeso e obesidade: uma revisão sistemática (Efeitos da força treinamento sobre a aptidão física em meninos e meninas com sobrepeso e obesidade: uma revisão sistemática). Desafios. 2021;43:233–42.
12. Pérez-Herrera A, Cruz-López M. Obesidade infantil: situação atual no México. Nutr Hosp. 2019;36(2):463–9.
13. Oposição C, Isk CARRO, Henrique BRH, Ranco MAB, Arvalho ISZAC, Abraço de bordo. Obtido de 'bc,cr,pf.2018 ;00(00):1–1

14. Fernandez-García JC, Castillo-Rodriguez A, Onetti-Onetti W. Influência do sobrepeso e da obesidade na força na infância. Nutr Hosp. 2019;36(5):1055–60 .

15. Vicente Sanchez B, García K, Saura C, González H. Excesso de peso e obesidade em crianças. Rev. Finlay [Internet]. 2017;8(1):80–4. Disponível em: http://scielo.sld.cu/scielo.php?script=sci_arttext&pid=S2221-24342018000100010

16. Padrão Oficial Mexicano. Norma oficial mexicana NOM-043-SSA2-2012, Serviços básicos de saúde. Promoção e educação para a saúde em matéria alimentar. Critérios para fornecer orientação. D Do Fed. 2013;28.

17. REGRA OFICIAL MEXICANO NOR-008- SSA2.Instituto Nacional de Perinatologia. 1994;1–18. Disponível em:https: //ww w .ucol.mx/content/cms/13/fil e /NOM/NOM_008_SSA2.pdf

18. Ximena RT, Francisco VM. Atividade física na prevenção e tratamento de obesidade infantil. Rev. Médica da Clínica Las Condes [Internet]. 2012;23(3):218–25. Disponível em: http://dx.doi.org/10.1016/S0716- 8640(12)70304-8

19. Santi-León F. Educação: A importância do desenvolvimento infantil e da educação inicial em a país em qual Não são obrigatório.//Educação: O importância do desenvolvimento infantil e da educação inicial num país onde não são obrigatórios. Ciência Unemi. 2019;12(30):143–59.

20. Játiva Almeida JG, Paucar Morales AR, Carrillo Fernández SC. Programa de atividade física para crianças e adolescentes com sobrepeso e obesidade pós-pandemia. Rev Cognose. 2022;7(1):111–24.

21. Pérez-Vergara DM, Moscoso-García RF. Sobrepeso e obesidade em escolares versus eficiência nas aulas de educação física. Rev Árbitro Interdiscip Koinonia. 2021;6(2):525.

22. Javier F, Díez A, Albillos JAR, Nieves G, Valero L. 08_Dislipemias. 2019;(1):125–40.

23. Barajas García L, Valdés Miramontes EH, Reyes Castillo Z, Enciso Ramírez MA. Prevalência da síndrome metabólica na população infantil do sul de Jalisco, México. J Comportamento Feed. 2022;2(1):8–16.

24. Ruiz IM, Miguel, Delgado-Fernández M, Delgado-Rico E, Folgoso CC, Verdejo-García A. Efeito do aumento da atividade física na aptidão física em um grupo de adolescentes com sobrepeso e/ou obesos Efeito do aumento da atividade física na aptidão física em um grupo de adolescentes com sobrepeso e/ou obesidade. Esporte TK. 2021;10(1):17–28.

25. Méndez-Hernández LD, Ramírez-Moreno E, Barrera-Gálvez R, Cabrera-Morais MDC, Reynoso-Vázquez J, Flores-Chávez OR, et al. Efeitos do treinamento de força na gordura corporal em crianças e adolescentes com excesso de peso e Obesidade: A Sistemático Análise com Metanálise. Criança (Basileia, Suíça) [Internet].2022;9(7).Disponível de: http://www.ncbi.nlm.nih.gov/pubmed/35883978%0Ahttp://www.pubmedcentr al.nih.gov/articlerender.fcgi?artid=PMC9319224

26. Aristizabal HP, Blanco RM, Sanchez RA. Modelo de promoção da saúde da Enfermagem Universitária Nola Pender. Uma reflexão sobre sua compreensão. Eneo-Unam. 2011;8(4):8.

27. Galvez-Mazuela E, Cifuentes-Silva E, González-Escalona F, Bueno-Buker D, Foster-Uribe P, Inostroza-Mondaca MA. Efeitos de um programa de exercícios simultâneos de 12 semanas em crianças e adolescentes com sobrepeso e obesidade. Andes Pediatr. 2022;93(5):658.

EXIBIR "PARA" OPERACIONALIZAÇÃO DE VARIÁVEIS

Variáveis Sóciodemográfico

Variável	Cara de variável	Definição conceptual	Definição operacional	Indicador
Idade Adicional	Tempo que viveu um pessoa	Número de anos	Nominal	Idade do fato
Sexo	Doença Orgânico do gênero	Característic a fenotípico do participante	Nominal	Macho Fêmea
Peso	Ao controle	O volume corporal é expresso em quilo.	Nominal	Quilogramas
Tamanho	Crescimento	Altura de uma pessoa desde os pés até o cabeça	Nominal	Centímetros

Variáveis de o Escala Varimax

Variáveis Bioquímic as	Definição conceitual	Definição operacion al	Escala	Indicado r
Glicose no sangue	A glicemia é a medida da concentração de glicose no plasma sangrento	Nominal	Normal <100 Pré diabético 101-125 Diabético >125	Mg/Dl
Colesterol	Substância serosa encontrada no sangue	Nominal	Aceitável <170 Limite alto 170-199 Alto >200	mg/dl
Triglicerídeos	Gordura encontrada no sangue (lipídios)	Nominal	Aceitável <150 Limite alto 150-200 Alto >200	mg/dl
Índice de	É um número que ELE	Nominal	Baixo <13,5	CM
massa	calcular com base em ele		Normal 13,6 a 18,4	
corporalm ente	peso e a altura de um		Excesso de peso 18,5 a 20,6	
	pessoa.		Obesidade 2: 20,7	

EXIBIR "B" INTERVENÇÃO DE FORÇA MUSCULAR

Dia 1 Plano de exercício físico				
Aquecimento 10-15 minutos				
	Semana	Series	Repetições	Descansar
Agachamento	1- 2	2	6-10	90 seg.
	3. 4	3	8-12	60 seg.
	5-6	4	10-16	60 seg.
Prancha frontal (pernas móveis)	1- 2	2	6-8	90 seg.
	3. 4	3	8-12	60 seg.
	5-6	4	12-16	60 seg.
Pulmões	1- 2	2	6-8	90 eles mesmos.
	3-4	3	8-12	60 eles mesmos.
	5-6	4	12-16	60 eles mesmos.
Lagartijas	1- 2	2	4-6	90 eles mesmos.
	3-4	3	4-6	60 eles mesmos.
	5-6	4	6-9	60 seg.
Prancha lateral (braços móveis)	1- 2	2	6-8	90 seg.
	3. 4	3	8-12	60 seg.
	5-6	4	12-16	60 seg.

Dia 2 Plano de exercício físico				
Aquecimento 10-15 minutos				
	Semana	Series	Repetições	Descansar
Agachamento com salto	1- 2	2	4-6	90 seg.
	3. 4	3	4-8	60 eles mesmos.
	5-6	4	6-10	60 eles mesmos.
cachorro-de-pássaro	1- 2	2	10-12	90 eles mesmos.
	3-4	3	10-12	60 eles mesmos.
	5-6	4	10-12	60 eles mesmos.
Impulso do quadril	1- 2	2	8-12	90 eles mesmos.
	3-4	3	10-14	60 eles mesmos.
	5-6	4	12-16	60 eles mesmos.
Lagartijas	1-2	2	4-6	90 eles mesmos.
	3-4	3	6-8	60 seg.
	5-6	4	6-10	60 seg.
Prancha frontal (mover braços e pernas)	1- 2	2	6-8	90 seg.
	3. 4	3	8-12	60 seg.
	5-6	4	12-16	60 seg.

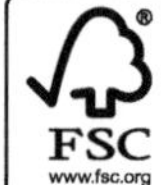

MIX
Papier aus verantwortungsvollen Quellen
Paper from responsible sources
FSC® C105338

Printed by Books on Demand GmbH, Norderstedt / Germany